Ritika Bahuguna
Soheyl Sheikh
Jyoti Mago

Dentascan

Ritika Bahuguna
Soheyl Sheikh
Jyoti Mago

Dentascan

ScienciaScripts

Imprint

Any brand names and product names mentioned in this book are subject to trademark, brand or patent protection and are trademarks or registered trademarks of their respective holders. The use of brand names, product names, common names, trade names, product descriptions etc. even without a particular marking in this work is in no way to be construed to mean that such names may be regarded as unrestricted in respect of trademark and brand protection legislation and could thus be used by anyone.

Cover image: www.ingimage.com

This book is a translation from the original published under ISBN 978-620-2-00441-1.

Publisher:
Sciencia Scripts
is a trademark of
Dodo Books Indian Ocean Ltd. and OmniScriptum S.R.L publishing group

120 High Road, East Finchley, London, N2 9ED, United Kingdom
Str. Armeneasca 28/1, office 1, Chisinau MD-2012, Republic of Moldova, Europe
Printed at: see last page
ISBN: 978-620-7-77451-7

<u>**Intodução**</u>
Dentascan é um programa de software exclusivo de avaliação de imagens pós-digitalização que fornece imagens de tomografia computorizada (TC) da mandíbula e da maxila. Dentascan é basicamente um software de reconstrução dedicado que permite uma visão multiplanar dos maxilares. A imagiologia é efectuada em três planos de referência: axial, panorâmico e sagital oblíquo.[1] É um programa de software de tomografia computorizada introduzido em meados dos anos 80 e foi utilizado principalmente para implantes. Mais tarde, começou a ser utilizado na região maxilofacial para o diagnóstico de lesões expansivas.

Atualmente, é considerado o padrão de ouro e a sua utilização é rotineira.

O software permite a reconstrução panorâmica a partir da vista axial da tomografia computorizada e da vertical-seriada ortogonal ou paraxial (tomogramas), fornecendo imagens detalhadas do osso alveolar e dentário e da anatomia dos maxilares.[4]

Oferece melhorias na avaliação da mandíbula e do maxilar ósseos e tem sido considerada útil na cirurgia da cabeça e do pescoço.[2]

É um software de imagiologia por TC interativo que combina o poder e o detalhe da imagiologia por TC com a conveniência de interagir com as imagens num ambiente de trabalho ou computador.

O software interativo de secretária disponível no mercado permite ao médico visualizar os estudos radiográficos em duas ou três dimensões, efetuar medições directas, avaliar os volumes e a densidade óssea, manipular as imagens para simular a colocação de implantes ou procedimentos de enxerto ósseo e visualizar simultaneamente as imagens nos três planos.[2]

O termo "TC dentária" não representa uma modalidade particular, mas sim um protocolo de investigação específico. As principais características deste protocolo incluem a aquisição de exames axiais da mandíbula com a maior resolução possível, juntamente com reconstruções curvas e ortorradiais multiplanares.

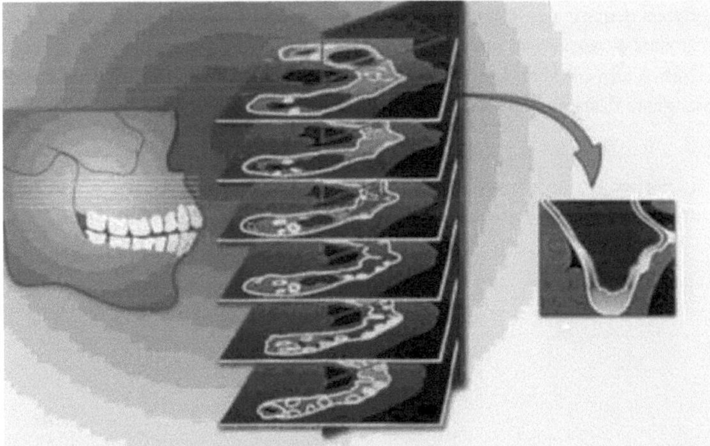

Os dentistas diagnosticam e trabalham normalmente à escala sub-milimétrica. Por conseguinte, é necessária uma qualidade de imagem altamente pormenorizada. Este facto leva a tomografia computorizada aos seus limites técnicos.[3]

Os implantes dentários alcançaram imensa popularidade e ampla aceitação porque são o método conservador de substituição de dentes perdidos e restauram a função com propriocepção, estética e, assim, renovam a autoestima dos pacientes. Os implantes dentários têm a taxa de sobrevivência mais elevada em comparação com qualquer outro tipo de prótese na substituição de dentes perdidos. São também menos propensos a fracturas e resistem melhor a doenças do tipo periodontal do que os dentes.

Antes de tentar tratar um doente com um implante dentário, os dentistas têm de determinar a anatomia interna, a proximidade de estruturas anatómicas vitais, a morfologia dos tecidos moles e a qualidade do osso. Uma boa informação de imagiologia permitirá uma colocação óptima dos implantes e aumentará o sucesso a curto e longo prazo em todas as fases do procedimento.

A densidade do osso disponível num local edêntulo é um fator determinante no planeamento do tratamento, no desenho do implante, na abordagem cirúrgica, no tempo de cicatrização e na carga óssea progressiva inicial durante a reconstrução protética. As radiografias periapicais ou panorâmicas não são úteis para determinar a densidade óssea, porque as placas corticais laterais obscurecem frequentemente o padrão trabecular. As alterações mais subtis na densidade óssea não podem ser quantificadas utilizando estas radiografias. A tomografia computorizada (TC) é atualmente a única técnica de imagem justificável em termos de diagnóstico que permite, pelo menos, uma conclusão aproximada sobre a estrutura e a densidade dos ossos maxilares. A utilização de tomografias computorizadas é feita em conjunto com o software especial de reformatação Dentascan. Este cumpre prontamente os objectivos da imagiologia pré-protética, ou seja, identificar a doença, determinar a qualidade e quantidade de osso, a posição e orientação do implante. Ultrapassa as deficiências da técnica radiográfica convencional com precisão e fiabilidade detalhadas.[5]

O software também é utilizado noutros campos, como por exemplo na avaliação de lesões expansivas. As lesões expansivas do osso maxilar envolvem diferentes tecidos. A primeira divisão importante é entre patologia benigna e maligna. A segunda divisão é entre lesões do tecido odontogénico e dos tecidos moles peri-esqueléticos. Uma outra divisão baseia-se em lesões com características próprias, como por exemplo, se são císticas ou sólidas.[4]

A tomografia computorizada dentária não apresenta distorções e ilustra a composição real do osso e fornece vistas tridimensionais e transversais dos maxilares.[4]

Esta dissertação bibliográfica tem como objetivo fazer uma revisão da literatura sobre o Dentascan e fornecer uma visão abrangente desta modalidade de imagem.

História

Em 1972, Godfrey Newbold Hounsfield revolucionou a medicina de diagnóstico com a invenção do aparelho de TAC. Esta invenção valeu-lhe o título de Cavaleiro Britânico e o Prémio Nobel da Medicina em 1979.

A invenção de Hounsfield mostrou que era possível, com base num grande número de medições, reconstruir um corte transversal de um doente com uma precisão bastante elevada, tornando possível inspecionar visualmente o interior da anatomia de um doente sem necessidade de cirurgia invasiva.

Nos anos seguintes, a técnica de TC foi aperfeiçoada e a qualidade de imagem dos cortes melhorou drasticamente.[6] Embora a TC bidimensional baseada em cortes tenha sido utilizada clinicamente durante muitos anos, a tendência atual vai no sentido da TC 3D ou volumétrica. Neste caso, a aquisição de projecções é orientada diretamente para uma reconstrução 3D do campo de visão (FOV) inspeccionado. Estas representações 3D podem ser obtidas com a TC padrão de feixe em leque (baseada em cortes), na qual vários cortes axiais finos adquiridos separadamente são simplesmente empilhados uns sobre os outros. Uma analogia muito simples para a TC de feixe em leque seria um pão fatiado empilhado. No entanto, é possível obter inicialmente o pão inteiro com a TC volumétrica (conebeam). Um dos primeiros scanners volumétricos 3D foi o Dynamic Spatial Reconstructor (DSR), instalado no Edifício de Ciências Médicas no campus da Mayo Clinic Rochester em 1978. Tal como descrito por Richard Robb, 14 câmaras 2D rotativas com 240 linhas de varrimento recebem, cada uma, fotões de 14 fontes pontuais de raios X opostas a uma frequência de 1/60 segundos. Na altura em que o DSR foi desenvolvido, a reconstrução 3D estava ainda a dar os primeiros passos e não existia um verdadeiro algoritmo de reconstrução 3D. Na necessidade de obter resultados pioneiros, o DSR foi forçado a empregar um algoritmo de reconstrução padrão2D, originalmente concebido para reconstruir cortes transversais a partir de dados de projeção de feixes em leque. No método "pilha de leques", o DSR tratou simplesmente cada linha axial de dados de projeção como sendo proveniente de uma fonte de feixe de leque 2D virtual rotativa, localizada no mesmo plano.

O DSR foi concebido como um dispositivo de diagnóstico não invasivo para detetar cancro do pulmão e doenças cardíacas nas suas fases iniciais. Surgiu como uma resposta ao enorme desafio de utilizar a TC para fornecer uma reconstrução 3D de objectos em movimento, como o movimento cíclico do coração a bater. Devido à sua eficácia, tornou-se o padrão no domínio da imagiologia 3D em tempo real, através do qual outras modalidades de imagiologia não invasivas são avaliadas quanto à sua eficácia na obtenção de vários diagnósticos. [th]A imagiologia radiográfica tridimensional foi concebida pela primeira vez no início do século XX e foi comprovada através do cálculo de um número infinito de projecções da imagem de um objeto tridimensional. O objetivo inicial da utilização de scanners de TC era examinar o crânio humano. Os primeiros aparelhos forneciam imagens de secção transversal axial com 1 cm de espessura e, na década de 1980, a evolução técnica permitiu obter imagens com 1,5 a 2 mm de espessura. Durante vários anos, a técnica foi utilizada para o diagnóstico de lesões da cabeça e do pescoço e para a avaliação das estruturas anatómicas dos pacientes que iam ser submetidos a cirurgia craniofacial. Os fabricantes de implantes subperiosteais introduziram a tomografia computorizada na medicina dentária e utilizaram imagens axiais (Figura 1) para o planeamento do tratamento.

Consequentemente, os dentistas reconheceram que as imagens em corte transversal dos maxilares forneciam informações detalhadas sobre os potenciais locais receptores e eram eficazes na localização de estruturas anatómicas antes da colocação de implantes de forma radicular. Na última década, as tomografias computorizadas tornaram-se uma das técnicas de imagiologia mais frequentemente utilizadas para a avaliação pré-operatória dos maxilares antes do tratamento com implantes.

O primeiro programa desenvolvido comercialmente foi o DentaScan (General Electric, Milwaukee, Wis), que produzia imagens "amigas do dentista".
Atualmente, os programas de software utilizados para fins dentários têm protocolos de digitalização semelhantes.[7]

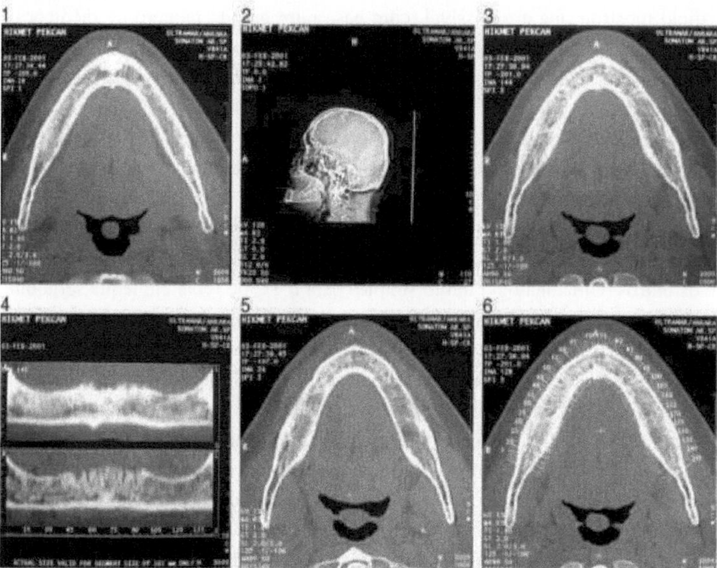

FIGURA 1. Vista axial da mandíbula. FIGURA 2. Posicionamento da mandíbula edêntula na vista digital lateral antes da digitalização. FIGURA 3. Determinação das vistas panorâmicas na imagem axial da mandíbula. FIGURA 4. As imagens panorâmicas construídas exibem diferentes secções verticais que revelam as diferenças morfológicas e dimensionais da mandíbula. A sobreposição de imagens na radiografia panorâmica convencional, no entanto, pode levar a uma interpretação incorrecta. FIGURA 5. Vista axial da mandíbula com a curva sobreposta que serve para a construção de imagens transversais. FIGURA 6. Secções numeradas de um milímetro de espessura (linhas) perpendiculares à curva definem os locais e os planos em que as imagens transversais são formatadas.

A técnica de TC dentária, também designada por Dentascan, foi desenvolvida por Schwarz et al. em 1987, quando estes investigadores utilizaram pela primeira vez reconstruções curvas multiplanares do maxilar[8] . Nessa altura, o número de implantes inseridos no maxilar tinha aumentado de forma constante e havia uma necessidade crítica de obter imagens precisas da anatomia do maxilar, especialmente no plano buco-lingual. A principal desvantagem da TC na região dos maxilares, os artefactos metálicos das obturações dentárias, foi ultrapassada através da utilização do plano axial para a digitalização em vez do plano coronal, o que manteve estes artefactos no plano de oclusão e, consequentemente, deixou o maxilar sem distorções. Isto permitiu uma visualização exacta das dimensões verticais, bem como das dimensões bucolinguais importantes do maxilar em tamanho real, o que facilitou o trabalho do dentista.
Antes deste desenvolvimento, a primeira técnica útil para a obtenção de imagens pré-implantares da anatomia dos maxilares era a tomografia ortorradial convencional, utilizando um dispositivo de desfocagem complexo (circular, espiral ou hipocicloidal), como o Scanora ou o CommCat (Soredex,

Marietta, Ga.; Imaging Sciences International, Roebling, N.J.). Embora esta técnica continue a ser um procedimento valioso, é propensa a erros, tem as desvantagens conhecidas da tomografia convencional e não permite a obtenção de imagens de toda a mandíbula num período de tempo aceitável. Devido ao custo mais elevado e à menor disponibilidade da TC dentária, a tomografia ortorradial convencional continua a ser um exame padrão em muitos centros de implantologia.[3]

Esta dissertação tem como objetivo aprofundar a literatura sobre o Dentascan, desde o seu início até ao seu estado atual.

O CT Dentascan é um programa de reformatação computorizada especialmente desenvolvido para obter secções transversais verdadeiras da mandíbula e do maxilar a partir de exames de TC facilmente obtidos para pacientes que estão a ser considerados para cirurgia de implantes dentários nas arcadas mandibular ou maxilar.

O desenvolvimento do primeiro aparelho de TAC moderno foi iniciado em 1967 por Godfrey Hounsfield, um engenheiro da British EMI Corp.

Hounsfield estava interessado em situações em que grandes quantidades de informação potencial podem ser utilizadas de forma ineficiente - uma descrição exacta da radiografia convencional pelas razões citadas anteriormente. Estimou que, ao efetuar medições cuidadosas da transmissão de raios X através de um indivíduo em muitas posições ao longo do mesmo e num número suficiente de ângulos, deveria ser possível determinar diferenças de atenuação de 0,5%, o que poderia ser suficiente para distinguir os tecidos moles.

Após a verificação da sua hipótese com um aparelho de laboratório, o primeiro aparelho de TC clínico foi construído e instalado no Hospital Atkinson-Morley, em Inglaterra, em setembro de 1971. Para compreender os princípios básicos da TC, pode começar-se pelo funcionamento deste aparelho de TC original EMI Mark I de primeira geração.

<u>**PRINCÍPIOS BÁSICOS DA CT**</u>
<u>**PRIMEIRA GERAÇÃO DE CT**</u>

Hounsfield imaginou o objeto a ser examinado como estando dividido em cortes axiais. O feixe de raios X a ser utilizado foi colimado num feixe de raios X estreito (largura de um lápis).

A dimensão do feixe era de 3 mm dentro do plano do corte e de 13 mm de largura perpendicular ao corte, ao longo do eixo do sujeito. De facto, é esta largura do feixe que normalmente especifica a espessura do corte a ser fotografado. O tubo de raios X está rigidamente ligado a um detetor de raios X localizado no outro lado do doente. Juntos, o tubo e o detetor percorrem o objeto, varrendo o feixe estreito de raios X através do corte. Este movimento linear de varrimento transversal do tubo e do detetor através do objeto é designado por *translação*.

Durante o movimento de translação, o detetor efectua medições da transmissão de raios X através do objeto em vários locais.

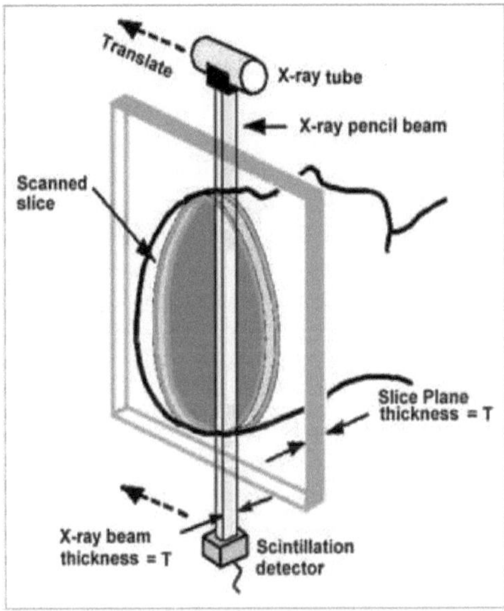

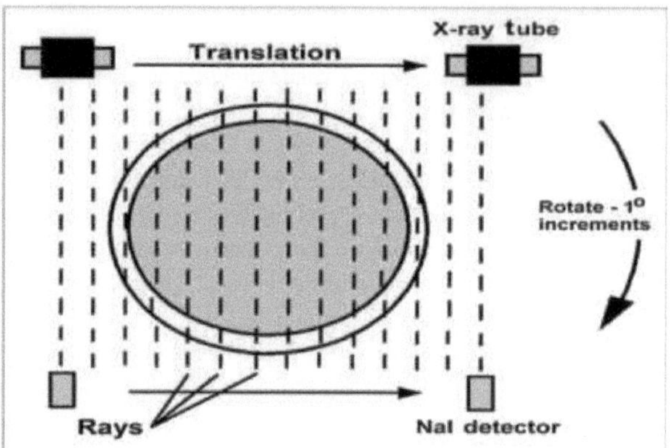

A trajetória do feixe de raios X através do objeto correspondente a cada medição é designada por raio. O conjunto de medições efectuadas durante a translação e os respectivos raios associados é uma vista. O scanner Mark I de Hounsfield mediu a transmissão de 160 raios por vista. O número correspondente de medições para os scanners actuais é normalmente superior a 750. Após a conclusão da translação, o conjunto tubo-detetor é rodado em torno do sujeito e a translação é repetida para recolher uma segunda vista. Se a primeira translação for obtida com o tubo por cima do sujeito e o detetor por baixo, então a segunda translação é obtida com o conjunto tubo-detetor.

Em resumo, tanto a TC com detectores múltiplos como a TC de feixe de electrões são métodos de imagiologia volumétrica que podem ser utilizados na avaliação pré-operatória para a colocação de implantes dentários.

A principal diferença entre estes métodos é que a TC multi-detectores proporciona relações contraste-ruído e sinal-ruído mais elevadas do que a TC de feixe cónico, mas à custa de uma maior exposição à radiação. No entanto, os protocolos de TC multi-detectores de baixa dose (potencial do tubo de 100 kV) com utilização de aquisições sequenciais em vez do modo helicoidal podem reduzir significativamente a dose de radiação efectiva.[9]

Os exames de TC de segunda geração utilizaram múltiplos feixes estreitos e múltiplos detectores e, tal como na primeira geração, utilizaram o movimento de rotação-translação. Um scanner de segunda geração com 3 feixes estreitos e 3 detectores é apresentado no diagrama e os 3 tubos fotomultiplicadores associados aos 3 detectores podem ser vistos à direita da abertura do doente na fotografia.

Pode parecer à primeira vista que a TC de segunda geração acelerou a recolha de dados através de medições simultâneas em cada ponto ao longo de uma translação. De facto, se o conjunto de raios medidos por cada detetor for considerado, pode ver-se que os detectores adquirem as suas próprias vistas separadas e completas em diferentes ângulos. Se houver um ângulo de 1^0 entre cada um dos 3 feixes estreitos, então uma translação recolhe dados para as vistas. São necessárias apenas um terço das translações e o tempo de exame é reduzido em 3 vezes: o que demorava 6 minutos demora agora 2 minutos. Em geral, a TC de segunda geração pode reduzir o tempo de exame por um fator de 1/N, em que N é o número de detectores.

As concepções de segunda geração que utilizavam 20 ou mais feixes estreitos e detectores (recolhendo um número equivalente de vistas simultâneas) foram rapidamente introduzidas clinicamente, reduzindo os tempos de exame para 20 segundos ou menos.

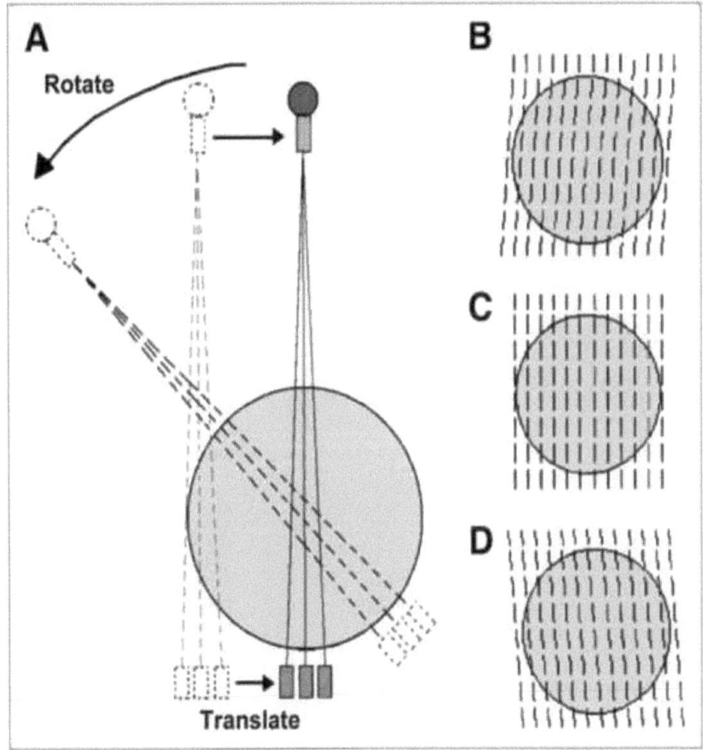

(A) As transmissões de múltiplos feixes estreitos (3, neste caso) foram adquiridas simultaneamente por múltiplos detectores durante cada translação.

(B-D) O pequeno ângulo entre os feixes estreitos permitiu que cada detetor adquirisse uma vista completamente separada em diferentes ângulos. O número de translações necessárias foi correspondentemente reduzido por um fator de 1/(número de detectores).

TERCEIRA GERAÇÃO DE CT

A eliminação do movimento de translação e a utilização de um movimento de rotação puro mais suave e mais simples conduziram a exames mais rápidos. Este objetivo foi alcançado alargando o feixe de raios X para um feixe em leque que abrangia toda a largura do doente e utilizando uma série de detectores para intercetar o feixe de raios X.

feixe. O conjunto de detectores estava rigidamente ligado ao tubo de raios X, de modo que tanto o tubo como os detectores rodavam em conjunto à volta do doente. Este movimento foi designado por rotação-rotação.

Foram utilizados muitos detectores para permitir a realização de um número suficiente de medições ao longo do círculo de varrimento. Esta conceção, caracterizada por conjuntos de tubos-detectores ligados que apenas sofrem movimentos de rotação, é conhecida como *geometria de terceira geração*. A TC de terceira geração requer uma estabilidade extremamente elevada do detetor e uma correspondência das respostas do detetor. Os detectores de primeira e segunda geração foram recalibrados dinamicamente no início de cada translação, antes de passarem pela sombra do doente. Como os tubos e detectores de TC de terceira geração estão rigidamente ligados, cada detetor mede os raios que passam apenas a uma distância específica do centro de rotação, dependendo da localização do detetor na matriz.

A deteção ou falha ou desvio pode ainda causar o aparecimento ocasional de artefactos em anel. Apesar desta e de outras limitações descritas na secção seguinte (e apesar da introdução de uma quarta geração de TC mais rápida), a TC de terceira geração foi muito bem sucedida e continua a ser a geometria básica da maioria dos scanners de TC fabricados atualmente.

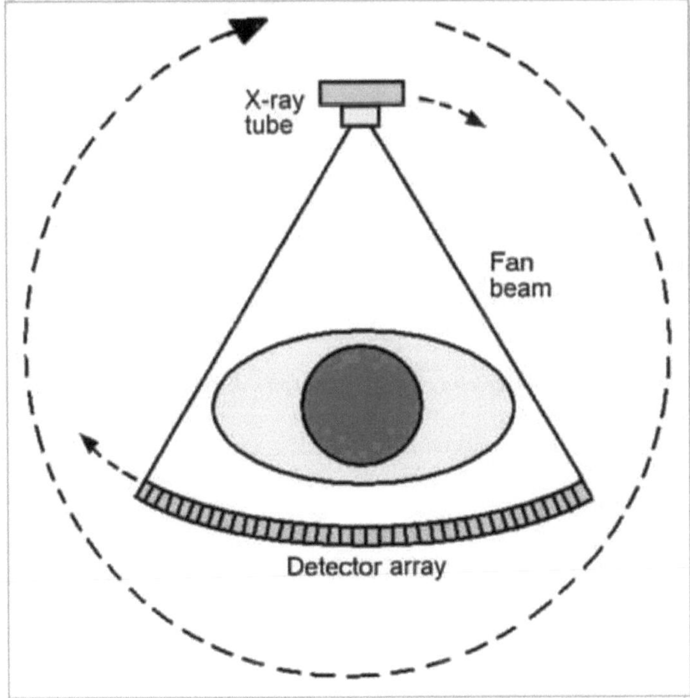

<u>**Geometria de terceira geração**</u>

O movimento de translação, moroso e mecanicamente complexo, foi eliminado através da abertura dos raios X no feixe do ventilador. Um grande conjunto de detectores mede os dados em toda a largura do ventilador. O tubo e os detectores estão ligados de forma rígida e são submetidos a um único movimento de rotação.

<u>**Dispersão com feixe em leque de TC:**</u> A utilização do feixe em leque aumenta a produção de dispersão em qualquer momento, uma vez que mais tecido é irradiado e mais dispersão pode chegar aos detectores. A quantidade de dispersão produzida é ainda muito menor do que na radiografia porque o feixe em leque tem apenas 1 cm de espessura.

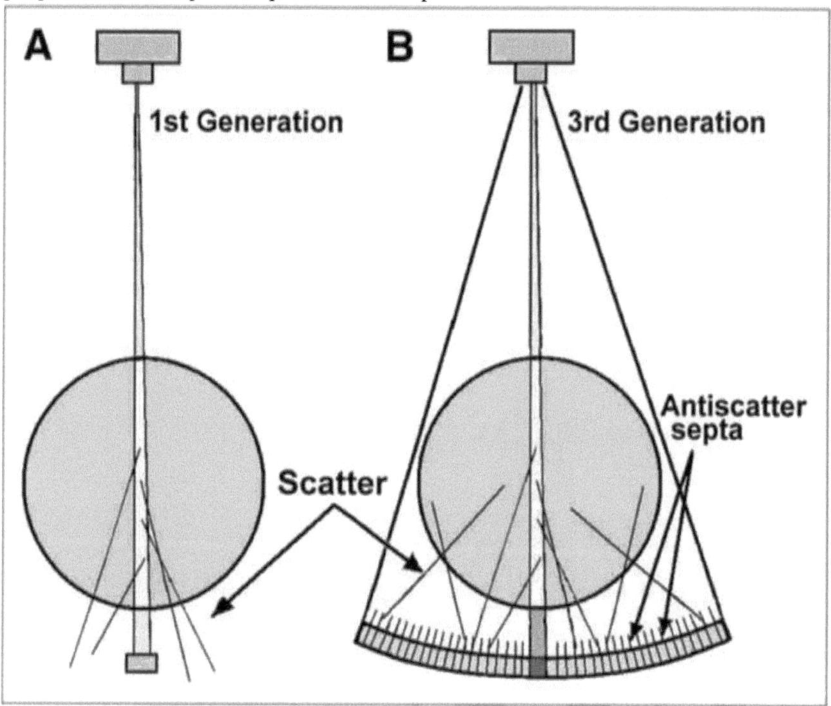

A dispersão pode ser eliminada na TC de terceira geração com septos de remoção de dispersão, que actuam como uma grelha quase ideal.
(A) TC de primeira geração. (B) TC de terceira geração.

<u>**QUARTA GERAÇÃO DE CT**</u>

Em 1976, os exames de 1 segundo foram conseguidos com uma conceção que incorporava um grande anel estacionário de detectores, com o tubo de raios X a rodar sozinho à volta do doente. Esta abordagem, conhecida como geometria de quarta geração, foi desenvolvida sob contrato com o National Institutes of Health.

Além disso, ao contrário dos detectores de terceira geração, cada detetor de quarta geração pode medir o raio sat a qualquer distância do centro de rotação e pode ser calibrado dinamicamente antes de passar para a sombra do doente, de modo a que os artefactos de anel não sejam um problema.

As desvantagens dos primeiros CT de quarta geração incluíam o tamanho e a eficiência da dose geométrica. Uma vez que o tubo rodava dentro do anel detetor, era necessário um grande diâmetro do anel de cerca de 170-180 cm para manter distâncias aceitáveis entre o tubo e a pele.

Por outro lado, uma resolução espacial aceitável limitou as aberturas dos detectores a 4 mm. Consequentemente, mesmo tendo em conta o espaço de 10% entre detectores, eram necessários 1200 ou mais detectores para preencher o anel. Mas considerações de custo limitaram inicialmente o número a 600.

Outra desvantagem dos modelos de quarta geração era a dispersão. Os septos de absorção de dispersão utilizados nos modelos de terceira geração não podiam ser utilizados, porque os septos estariam necessariamente direccionados para o centro do anel, que era a fonte da dispersão (localização do doente); ou seja, transmitiriam preferencialmente a dispersão em vez dos raios X primários. A eliminação da dispersão nunca foi verdadeiramente resolvida nos projectos de quarta geração.

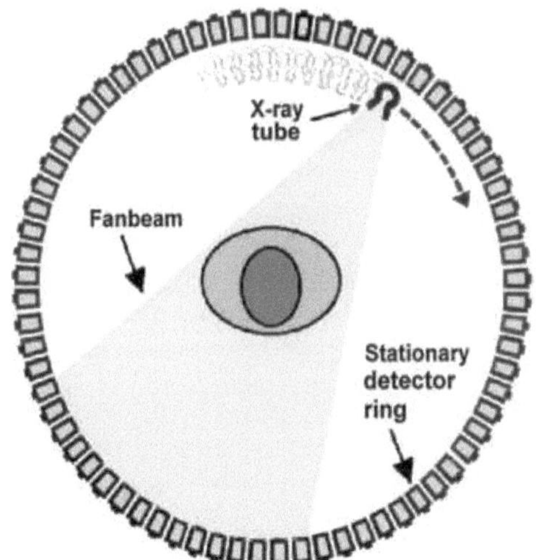

Geometria de varrimento de quarta geração. *O anel fixo do detetor na conceção original era bastante grande, porque a ampola rodava dentro do anel. Os modelos posteriores deslocaram a ampola para fora do anel e inclinaram o anel para fora do caminho do feixe de raios X quando a ampola de raios X passava.*

Embora tenha sido introduzida mais tarde, a TC de quarta geração não era mais (ou menos) avançada do que a TC de terceira geração. Ambos tinham vantagens e desvantagens, e ambos os tipos de scanners foram fabricados até há relativamente pouco tempo (embora a TC de terceira geração tivesse uma maior quota de mercado). Foi apenas o advento da TC multi-slice, para a qual os conjuntos de detectores de quarta geração seriam proibitivamente caros, que levou ao desaparecimento da TC de quarta geração.[10]

PRINCÍPIOS ORIENTADORES PARA OS EXAMES DE DENTALCT

Para além do princípio ALARA, os seguintes princípios orientadores centram-se em estratégias para gerir e reduzir a dose de radiação relacionada com as tomografias computorizadas dentárias:

1. Antes de solicitar e efetuar uma tomografia computorizada dentária, deve ser realizado um historial do doente e um exame clínico. Isto tem de incluir uma avaliação de radiografias recentes e/ou outras imagens que tenham sido tiradas ao paciente na área de interesse clínico.

2. A decisão de pedir e efetuar uma tomografia computorizada dentária deve ser justificada. A tomografia computorizada dentária só deve ser pedida e efectuada quando a questão para a qual é necessária a imagiologia não puder ser respondida adequadamente por uma radiografia dentária convencional de dose inferior ou por modalidades de imagiologia alternativas.

3. As mulheres em idade fértil devem ser submetidas a um rastreio de gravidez. Se a doente estiver grávida ou possivelmente grávida, os benefícios da realização de uma TAC dentária devem ser ponderados em relação ao possível risco para o feto.

4. Cada estabelecimento deve desenvolver um protocolo para doentes pediátricos ajustado ao seu tamanho.

5. O campo de visão deve ser colimado para a área de interesse clínico.

6. Cada estabelecimento deve desenvolver uma política de proteção dos doentes especificamente para a imagiologia por TC dentária.

7. Todos os dentistas que operam um aparelho de TC dentária em cada estabelecimento devem ter conhecimentos sobre os parâmetros operacionais da unidade e a sua influência na dose de radiação e na qualidade da imagem.

8. A realização de uma TAC dentária de acompanhamento deve ser justificada. Se necessário, deve considerar-se seriamente a possibilidade de modificar o campo de visão, a fim de reduzir a dose de radiação para o paciente.

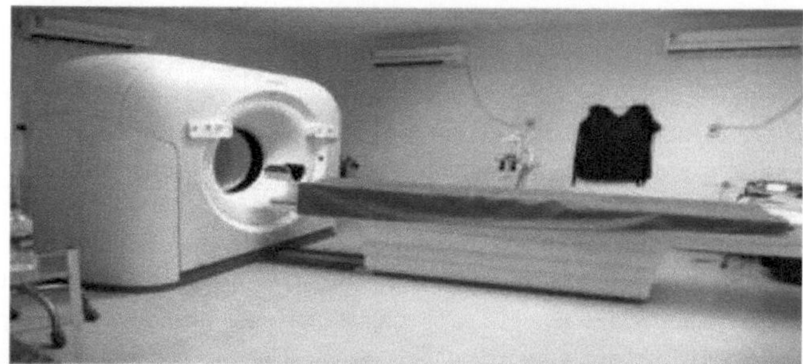

Figura: Máquina de tomografia computorizada e avental de chumbo

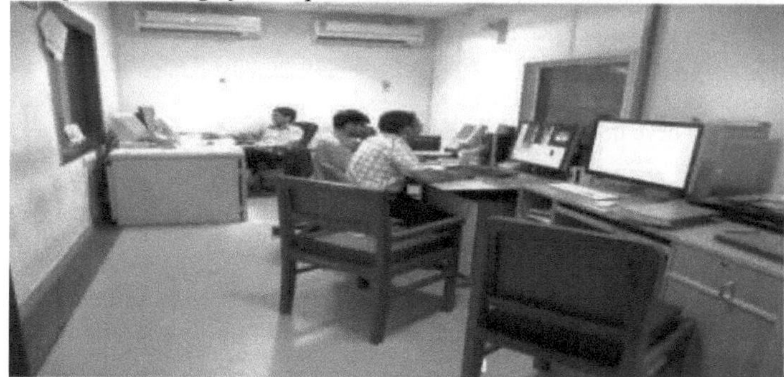

Figura: Posto de trabalho

<u>**PREPARAÇÃO PARA UM DENTASCAN**</u>

O exame é muito simples e indolor, podendo ser facilmente efectuado numa questão de minutos. O doente deve ser instruído para:

Usar vestuário largo e confortável, sem fechos metálicos ou fechos de correr, como um fato de treino de algodão. (Neste caso, é de notar que o doente pode ser convidado a vestir uma bata de hospital).

Não usar maquilhagem ou jóias

Remover dentaduras, perucas, ganchos de cabelo e aparelhos auditivos

Avisar o radiologista se a paciente estiver grávida ou a amamentar

_ Os doentes alérgicos ao iodo e aos crustáceos devem ser medicados antes do exame.[14]

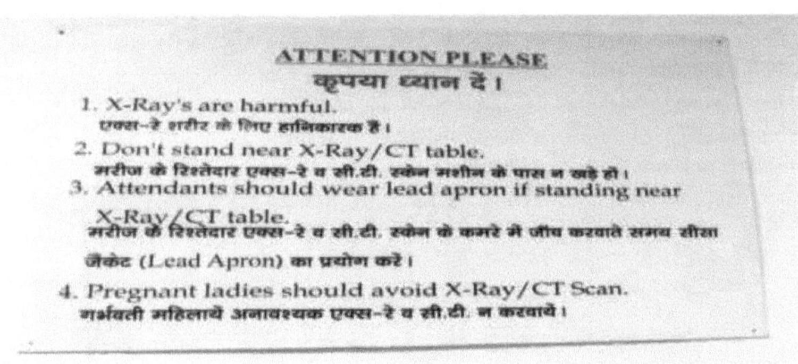

Figura: *Outra instrução básica*

<u>**POSICIONAMENTO DO DOENTE E PARÂMETRO DE EXPOSIÇÃO**</u>

Na Dentascan, as imagens são adquiridas por um equipamento de TC espiral de alta resolução.

As mandíbulas são mantidas num posicionamento fixo sobre uma superfície de esferovite, presa ao suporte da cabeça do equipamento de TC, de modo a estimular o posicionamento correto do paciente, em que a base da mandíbula fica perpendicular ao plano horizontal. São realizados cortes tomográficos axiais de 2 mm de espessura, com intervalos de 1 mm, a 80 kV e 60mA e campo de visão (FOV) de 15,8 cm.

As imagens obtidas através deste procedimento são denominadas de imagens de posição padrão (SP). São realizados novos cortes axiais com a mandíbula na mesma posição fixa, mas com um desvio do ângulo da gantry nas duas direcções, +19 e -19, para simular a inclinação mandibular.

Utilizando este princípio, assumiu-se que, quando a gantry está inclinada para +19, simula uma inclinação inferior da mandíbula e uma posição de gantry de -19 simula uma inclinação superior. Estas são denominadas, respetivamente, imagem com inclinação inferior da mandíbula (LP) e imagem com inclinação superior da mandíbula (UP).[15]

Depois disso, todos os dados axiais da TC são transferidos para uma estação de trabalho, para gerar imagens de reformatação panarómica e transversal através do software Dentascan. Estas imagens são impressas num filme radiográfico por uma impressora química.[14]

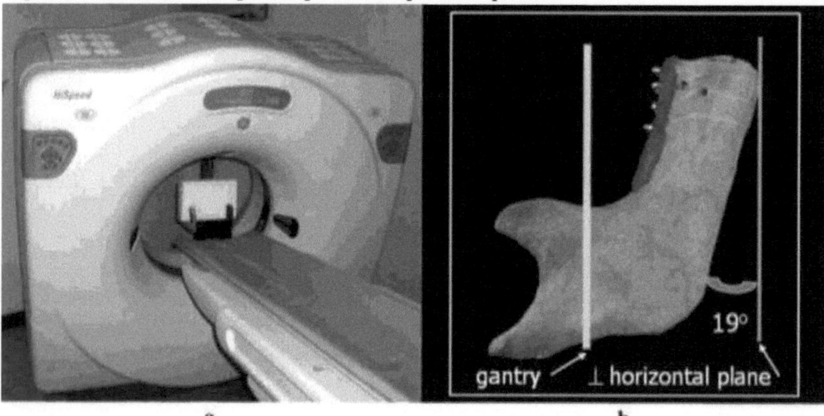

Figura: Aquisição de secções na posição inferior (LP) da mandíbula: (a) posição da gantry para aquisição de secções; (b) diagrama que representa a transferência da inclinação da gantry para a mandíbula

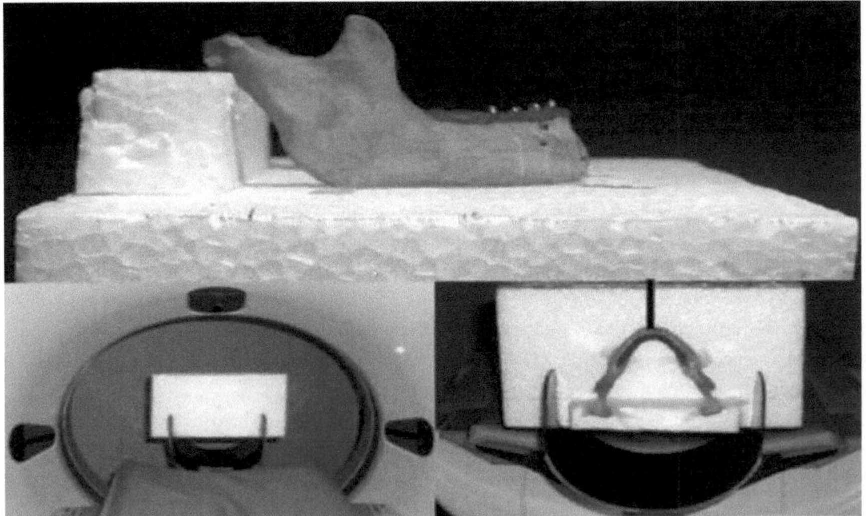

Diagrama representando uma mandíbula fixada no posicionador e esse conjunto adaptado ao apoio de cabeça do paciente

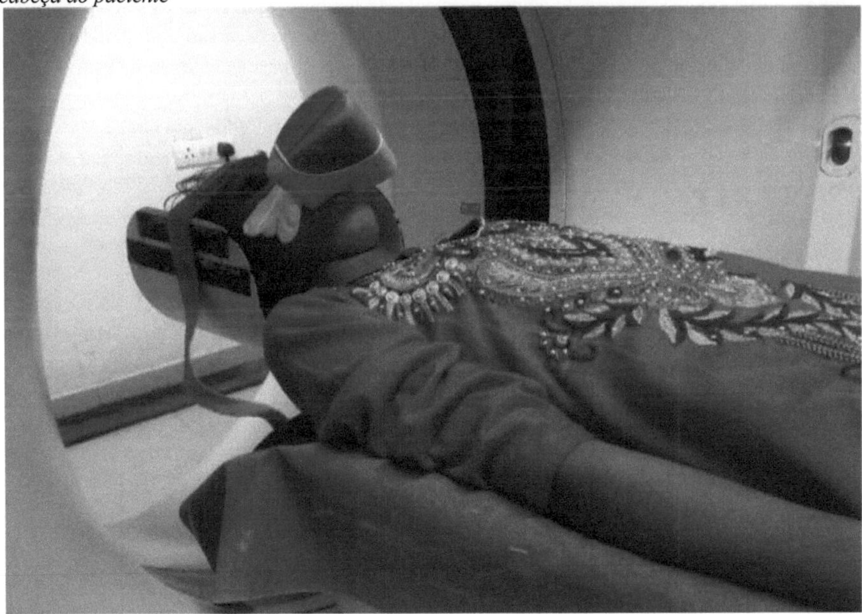

Figura: Posição do paciente para Dentascan

<u>**REQUISITOS PROFISSIONAIS**</u>
<u>**REQUISITOS EDUCACIONAIS**</u>
<u>**Qualificações dos dentistas**</u>

O dentista que prescreve o exame é responsável pela requisição, recolha, interpretação e relatório de qualquer tomografia computorizada dentária de um doente. Deve possuir as qualificações necessárias para o fazer. Para além disso, o dentista prescritor é responsável por assegurar que as políticas e práticas estabelecidas pela instituição são seguidas para garantir a segurança do doente e a qualidade do diagnóstico por imagem.

O dentista deve ter concluído com êxito um curso de instrução de, pelo menos, dois dias de duração com exame, que deve estar associado a uma universidade acreditada e ser organizado e ministrado por dentistas certificados em radiologia oral e maxilofacial.

O currículo deve incluir componentes teóricos e práticos, abordando a física e a proteção contra as radiações, as indicações e contra-indicações para as tomografias dentárias, o posicionamento do paciente e a seleção dos parâmetros, o desenvolvimento e a aplicação de protocolos, o processamento, a interpretação e a comunicação de imagens.

Um certificado ou outra prova de conclusão satisfatória do curso, bem como uma descrição do programa, assinados pelo diretor do curso, devem ser apresentados a qualquer organismo autorizado do respetivo Estado ou país para apreciação.

<u>**Tomografias computorizadas craniofaciais**</u>

Para os exames de TC craniofaciais que envolvam estruturas não dentoalveolares, incluindo estruturas intracranianas, a base do crânio, a articulação temporomandibular, os seios paranasais, a coluna cervical, o pescoço e/ou os espaços das vias respiratórias, é necessário um grande campo de visão com um diâmetro esférico ou uma altura do cilindro superior a 8 centímetros. Para o efeito, é necessária a seguinte formação:

Conclusão com êxito de um programa formal de pós-graduação em Radiologia Oral e Maxilofacial, adequado para certificação no respetivo estado ou país. O programa deve ter avaliado e atestado especificamente a competência do indivíduo.[16]

Outro requisito é a conclusão bem sucedida de um programa de tutoria com um radiologista oral e maxilofacial certificado ou um radiologista médico certificado, envolvendo a interpretação e a elaboração de relatórios de Dentascans.

REQUISITOS CLÍNICOS[17]

Um dentista que encaminha o doente pode solicitar uma TAC dentária de um doente. No entanto, o dentista que prescreve o exame é responsável por pedir, efetuar, interpretar e apresentar um relatório sobre qualquer tomografia computorizada dentária de um doente. A decisão de pedir e efetuar uma tomografia computorizada dentária deve ser justificada numa base individual, demonstrando que os benefícios para o doente são superiores aos potenciais riscos. O processo de justificação para um doente pediátrico é especialmente importante devido aos riscos mais elevados associados à exposição de crianças a radiações ionizantes. A tomografia computorizada dentária só deve ser pedida e efectuada quando a questão para a qual a imagiologia é necessária não pode ser respondida adequadamente por uma radiografia dentária convencional de dose inferior ou por modalidades de imagiologia alternativas.

Interpretação de tomografias computorizadas dentárias

É imperativo que todo o campo de visão gerado seja examinado e sistematicamente revisto para detetar a presença de doença, independentemente da razão específica pela qual foi pedido e efectuado. Se houver alguma incerteza relativamente à interpretação de uma TAC dentária, deve consultar-se um radiologista oral e maxilofacial ou um radiologista médico.

Relatórios de tomografias computorizadas dentárias

Deve ser elaborado um relatório escrito da interpretação de cada tomografia computorizada dentária, independentemente do campo de visão gerado ou da razão específica pela qual foi pedida e efectuada. O relatório deve incluir as seguintes informações:

- O nome, a morada e a data de nascimento do doente
- O nome do dentista que prescreveu a receita
- O tipo de tomografia computorizada dentária efectuada
- As datas da TAC dentária, do ditado e da transcrição
- Quaisquer limitações ou factores técnicos, como o movimento do doente ou artefactos metálicos
- As razões para a realização de radiografias e/ou imagens adicionais, se consideradas necessárias
- Os resultados, utilizando uma terminologia anatómica e radiológica precisa
- Quaisquer questões clínicas pertinentes levantadas no pedido de tomografia computorizada dentária
- Informações comparativas com radiografias anteriores e/ou outras imagens
- Uma secção de "conclusão", a menos que a tomografia computorizada dentária esteja a ser comparada com outras radiografias e/ou outras imagens recentes e não tenham ocorrido alterações durante o intervalo, ou que o corpo do relatório seja breve. O relatório também deve conter:

> Um diagnóstico preciso, sempre que possível
> Um diagnóstico diferencial, quando apropriado
> Recomendações, se for caso disso
>
> Acompanhamento e estudos radiológicos de diagnóstico adicionais para clarificar ou confirmar a conclusão.

O relatório radiológico deve ser completo e exaustivo.

Em resumo, são incluídas a densidade óssea e a largura e altura do processo alveolar, bem como a integridade das estruturas anatómicas subjacentes, posições defeituosas de estruturas dentárias, raízes dentárias retidas, abcessos, lesões ósseas benignas ou malignas e achados incidentais. O radiologista avalia a densidade e o estado geral de saúde da mandíbula ou da maxila.

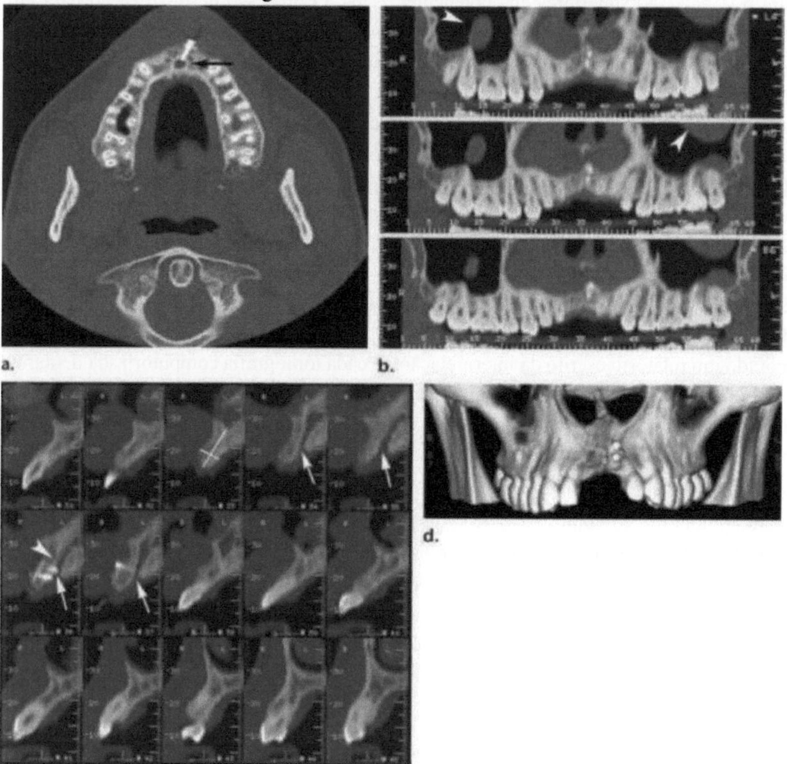

Figura - *Perda traumática dos incisivos centrais num paciente de 13 anos. Foi colocado um enxerto ósseo autólogo em bloco corticocaneloso com orientação apicoronal no local do incisivo central esquerdo para aumentar o osso e permitir a colocação do implante.*

(a) A imagem axial de TC mostra um parafuso de fixação de osteossíntese de titânio com uma orientação oblíqua em relação ao forame incisivo (seta).

(b) As imagens de TC panorâmica do maxilar mostram a localização dos dentes perdidos e o local do enxerto ósseo. Existem também pólipos em ambos os seios maxilares (pontas de seta). A numeração das imagens é feita de trás para a frente: a imagem L4 é a superfície lingual, a imagem M5 é o local da curva sobreposta ou linha média, e a imagem B6 é a superfície vestibular.

(c) As imagens de TC em corte transversal mostram um espaço radiolúcido de 3 mm entre o auto-enxerto falhado e o osso alveolar reabsorvido do incisivo central esquerdo. As linhas brancas cruzadas indicam como as medições são efectuadas (imagem 33). Setas = forame incisivo (imagens 34-37). O cirurgião decidiu não colocar um implante devido ao alvéolo atrófico e ao enxerto ósseo falhado.

(d) *A imagem de tomografia computorizada do maxilar, com renderização de volume, mostra o resultado final.*[9]

O relatório final deve ser revisto e assinado.

As constatações invulgares, inesperadas ou urgentes que possam exigir decisões imediatas de gestão do caso devem ser comunicadas ao dentista que efectua a consulta pelo dentista que a prescreve.

<u>**APLICAÇÕES**</u>

Um exame Dentascan é um tipo especializado de estudo de tomografia computorizada (TAC ou "CAT" scan), que é realizado num scanner de TAC convencional. É utilizado para obter secções transversais verdadeiras da mandíbula e do maxilar a partir de exames de TC facilmente obtidos para pacientes com quistos e tumores, para distracções, para avaliar a precisão das obturações dos canais radiculares, para avaliar o crescimento da mandíbula e as fases de desenvolvimento dos dentes, para o planeamento de implantes dentários e para casos de fracturas na arcada mandibular ou maxilar.[4,18]

O Dentascan é utilizado em programas informáticos avançados para analisar um estudo de raios X, fornecendo imagens bidimensionais e tridimensionais detalhadas e permitindo um diagnóstico aproximado e o planeamento dos detalhes da cirurgia com precisão, muito antes do procedimento operatório.

As radiografias dentárias de rotina são bidimensionais. Mostram apenas a localização dos dentes e a altura do osso. Estas radiografias são muitas vezes distorcidas e não podem mostrar a espessura do maxilar.

Por outro lado, uma TAC dentária não apresenta distorções. Ilustra a composição real do osso e fornece vistas tridimensionais e transversais dos maxilares. As imagens em tamanho real permitem medir com exatidão a quantidade e a densidade do osso.[18]

<u>**UTILIZAÇÃO DE IMPLANTES EM MEDICINA DENTÁRIA**</u>

O Dentascan permite a visualização da morfologia óssea interna em três dimensões. Assim, o cirurgião dentista pode planear o seu tratamento com precisão. Em corte transversal, a observação da qualidade e densidade óssea pode ser feita tipicamente por medição direta, se estiverem presentes em tamanho real.

Atualmente, a principal utilização do dentascan é o planeamento pré-operatório e a modelação pré-operatória de implantes dentários endósseos e implantes subperiosteais.[19]

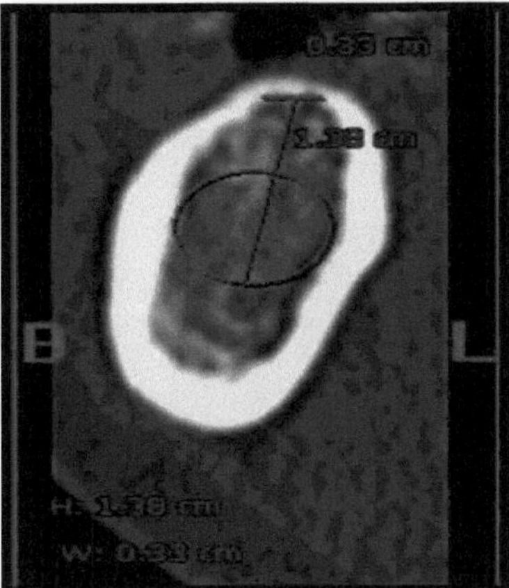

Figura: Medição da altura, largura e densidade nos locais dos implantes

Permite ao cirurgião dentista visualizar as estruturas ósseas no pré-operatório. Não tem de tomar decisões no momento da cirurgia, quando o retalho mucoperiosteal já está elevado, para visualizar diretamente as estruturas ósseas.

A Dentascan CT fornece aos cirurgiões informações sobre as estruturas internas que nem sequer podem ser obtidas por visualização intra-operatória direta.[6]

No Dentascan, no local do implante, a visibilidade do canal mandibular foi interpretada e classificada em três grupos.

0: Não foi possível identificar o canal mandibular.

1: O canal mandibular era visível, mas tinha limites difusos.

2: O canal mandibular era claramente visível.

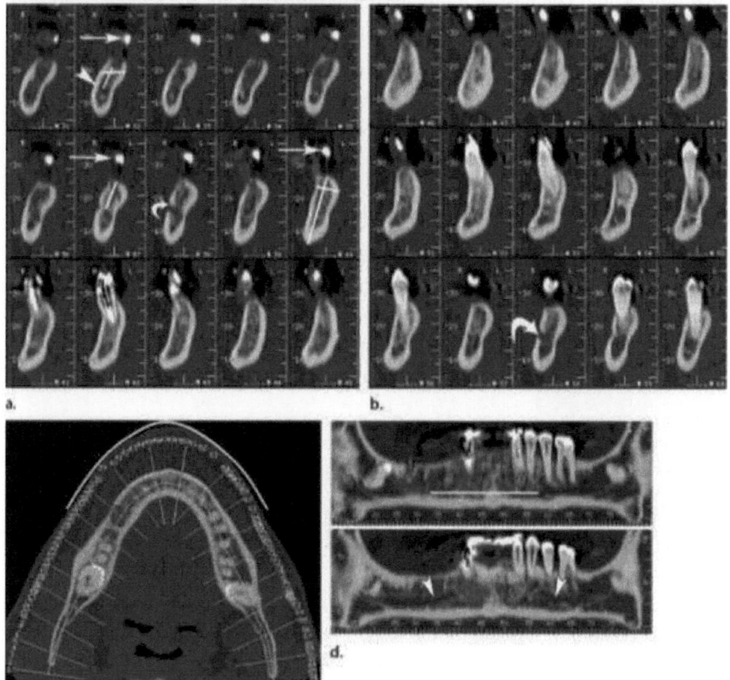

Figura: *Avaliação do canal alveolar inferior. (**a, b**) Imagens transversais de TC da mandíbula mostram os forames mentais direito e esquerdo (seta curva, imagens 38 e 58). As imagens foram reformatadas ao longo das linhas perpendiculares numeradas mostradas em* **c**, *que se baseiam nas curvas sobrepostas colocadas numa imagem axial ao nível das raízes dos*

dentes ou ao longo do contorno da maxila ou da mandíbula. A medição do canal alveolar inferior (ponta de seta em **a**) *deve ser efectuada a partir do limite superior do canal alveolar até ao rebordo alveolar, que é ligeiramente côncavo. Setas rectas em* **a** = *marcadores colocados pelo dentista. (**c**) A imagem axial de TC mostra o intervalo das imagens de secção transversal incluídas no estudo (linha branca curva). (**d**) Imagens panorâmicas de TC da mandíbula mostram os forames mentais direito e esquerdo (pontas de seta). Linha branca reta = intervalo das imagens de corte transversal.*

AVALIAÇÃO DA DENSIDADE ÓSSEA

O software Dentascan forneceu os meios para avaliar a avaliação subjectiva da densidade óssea disponível no local do implante.

Estão divididas em cinco subdivisões com base nos valores das UC.

A densidade óssea com base nos valores de HU fornecidos por Misch é a seguinte[20]

D1: >1250 UC

D2: 850-1250 HU

D3: 350-850 UH

D4: 150-350 UH

D5: <150 HU

A densidade óssea nos locais dos implantes determina o sucesso da osseointegração dos implantes.

Os Dentascans fornecem uma avaliação subjectiva da densidade óssea nos locais dos implantes.[21]

Bone Quality Indexes

Cawood and Howell (29)*

Grade 1 corresponds to dentate bone

Grade 2 occurs immediately after tooth extraction; the alveolar crest is mostly retained with a rounded shape

Grade 3 is a rounded crest; both height and width are preserved

Grade 4 is a knife-edge crest with normal height and width

Grade 5 is a flat crest with abnormal height and width

Grade 6 is a depressed crest with variable basal bone loss

Lekholm and Zarb (30)†

Type 1 is compact bone

Type 2 is compact and trabecular bone

Type 3 is a thinner cortical layer with fine trabeculae

Type 4 is thin cortical bone surrounded by trabecular bone of low density

Norton and Gamble (31)‡

Quality value 1 is >850 HU

Quality values 2 and 3 = 500–850 HU

Quality value 4 = 0–500 HU

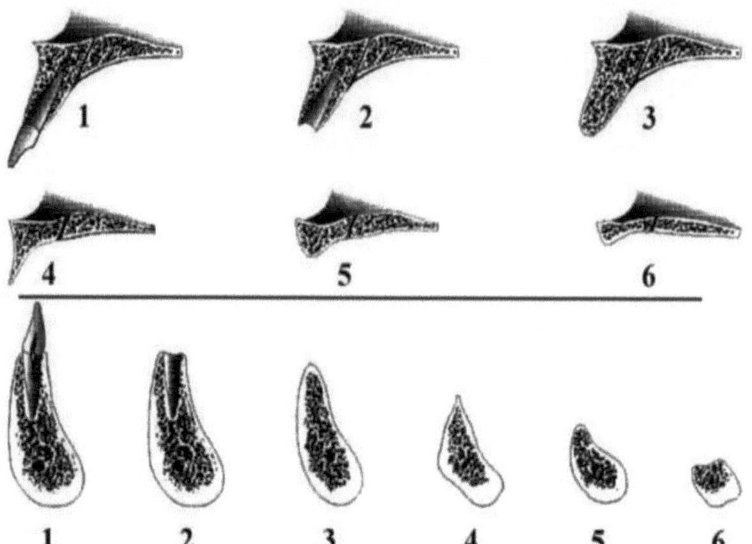

Figura: *Classificação da atrofia óssea segundo Cawood e Howell. Representação esquemática das alterações atróficas na linha média anterior da maxila (parte superior) e da mandíbula (parte inferior)*

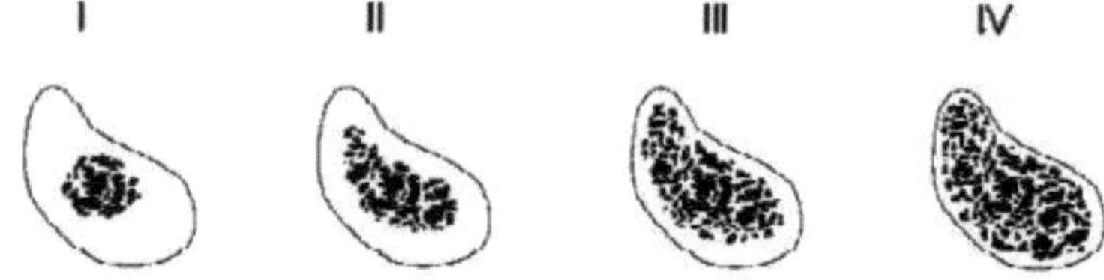

Figura: *Classificação da qualidade óssea de acordo com Lekholm e Zarb*

<u>**PROXIMIDADE DO SEIO MAXILAR**</u>

A proximidade ao seio maxilar no local proposto para o implante foi medida de acordo com os critérios indicados por Misch [Tabela].[22]

GRUPOS	ALTURA DISPONÍVEL NO IMPLANTE NO LOCAL DO IMPLANTE	TRATAMENTO DISPONÍVEL
SA1	>12	Procedimento de implante convencional
SA2	10-12	Elevação do seio maxilar, forma de raiz Div A
SA3	5-10	Enxerto sinusal de abordagem da parede lateral e forma de raiz Div A retardada
SA4	<5	Enxerto sinusal de abordagem da parede lateral e forma de raiz Div A retardada

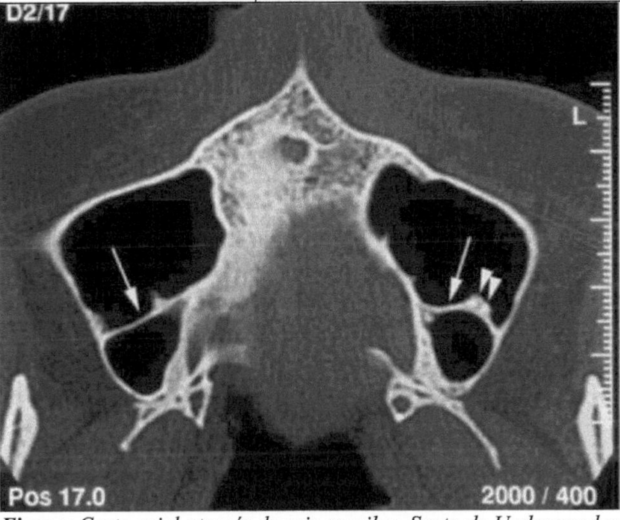

Figura: *Corte axial através do seio maxilar. Septo de Underwood proeminente em ambos os seios (setas).*

<u>**PROXIMIDADE DO CANAL ALVEOLAR INFERIOR**</u>

GRUPO	ALTURA DISPONÍVEL NO LOCAL DO IMPLANTE (mm)
1	>12
2	10-12
3	5-10
4	<5

As **indicações** mais relevantes para a TC dentária na avaliação pré-operatória da colocação de implantes dentários (enumeradas por ordem de importância) são as seguintes

(a) Avaliação da altura e espessura em casos de atrofia do osso alveolar

(b) Avaliação das posições e estados das estruturas críticas para a colocação adequada do implante (por exemplo, canal alveolar inferior, localização do feixe neurovascular e dos forames incisivo e mental, pneumatização do seio maxilar, assoalho do seio maxilar, fossa nasal)

(c) Diagnóstico e tratamento em cirurgia maxilofacial

(d) Exame após a colocação de implantes e enxertos ósseos

(e) Avaliação da reabsorção óssea e da retenção radicular, bem como das lesões do esqueleto facial.[9]

As principais **contra-indicações** incluem

*(a)*Claustrofobia

*(b)*Doença de Parkinson

*(c)*Tremores e tiques e

(d) Condições incapacitantes que possam fazer com que o paciente não coopere.[9]

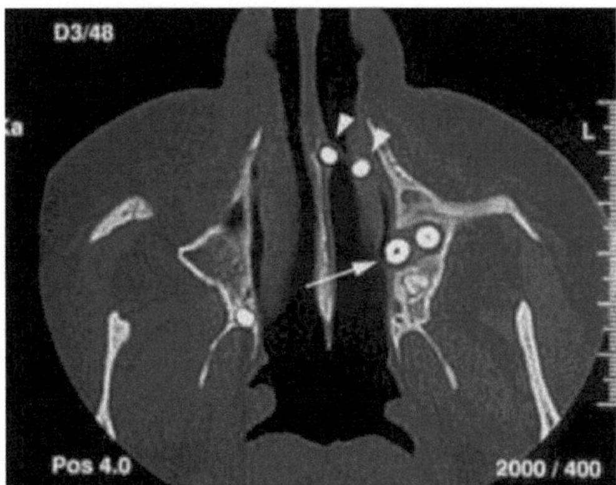

Corte axial demonstrando uma extensa "periimplantite" na região 26 (seta) e o mau posicionamento dos implantes na maxila anterior (pontas de seta).[23]

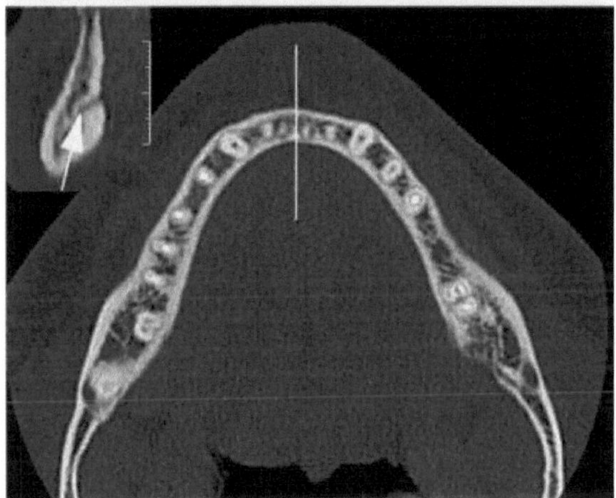

Canais vasculares linguais da mandíbula: Avaliação com TC dentária Canal lingual lateral e canal lingual mediano

TAC transversal da mandíbula com reconstrução orto-radial (canto superior esquerdo) através da linha média (linha vertical reta).

-Uma seta é visível na reconstrução ortorradial e entra na mandíbula pelo lado lingual.

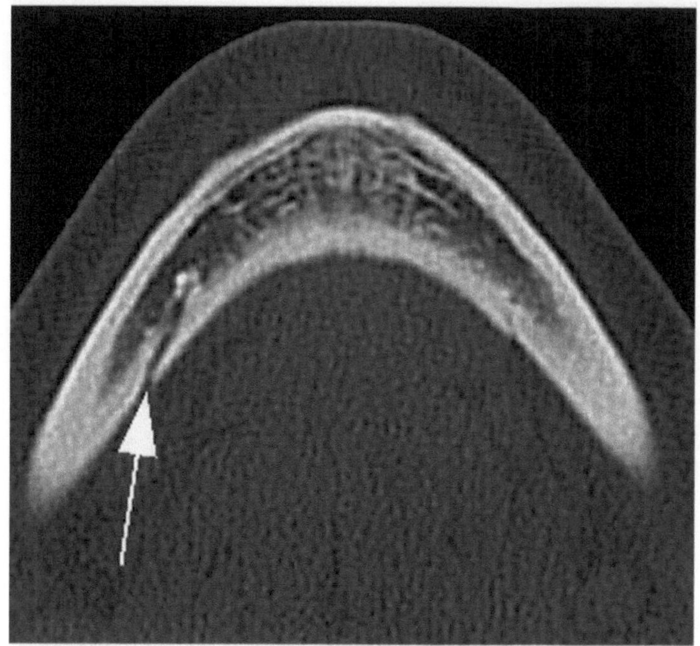

a.

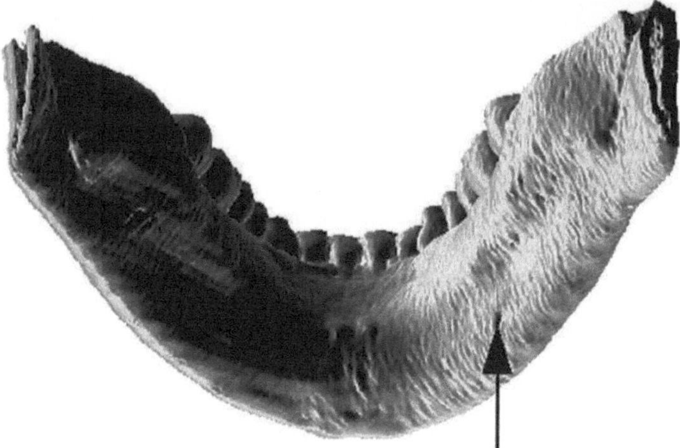

b.

a) A tomografia computadorizada transversal da mandíbula anterior mostra uma grande LLC (seta) no lado direito.b) A reconstrução 3D posterior da superfície interna da mandíbula, vista por trás, no mesmo paciente que em a mostra uma entrada de canal (seta) no lado direito da mandíbula.[24]

Além de avaliar pacientes com implantes dentários, o Dentascans também está sendo utilizado para avaliar tumores, cistos, doenças inflamatórias, fístulas oroantrais, implantes de silicone, fraturas e procedimentos cirúrgicos. Os programas são úteis porque fornecem informações precisas sobre a altura e a largura da mandíbula, bem como informações sobre a localização de estruturas vitais, como o canal mandibular, o forame mental, o forame mandibular, o forame incisivo e os seios maxilares.

Além disso, é possível obter informações detalhadas sobre a anatomia interna e a relação entre as lesões e as margens corticais e raízes dos dentes. Estas imagens são também excelentes porque eliminam o artefacto de estrias das restaurações dentárias que degrada as tomografias coronais directas.[25]

Uma fístula oroantral é uma comunicação anormal entre o seio maxilar e a cavidade oral.

No entanto, o programa de TC dentária pode delinear claramente estas lesões, uma vez que utiliza imagens transversais que são depois reformatadas em imagens coronais ou transversais, fazendo com que o artefacto de estrias seja projetado horizontalmente sobre as coroas dos dentes e não verticalmente sobre o osso. Desta forma, o tamanho e a localização exactos da fístula podem ser estabelecidos e a reparação cirúrgica pode ser realizada mais rapidamente.

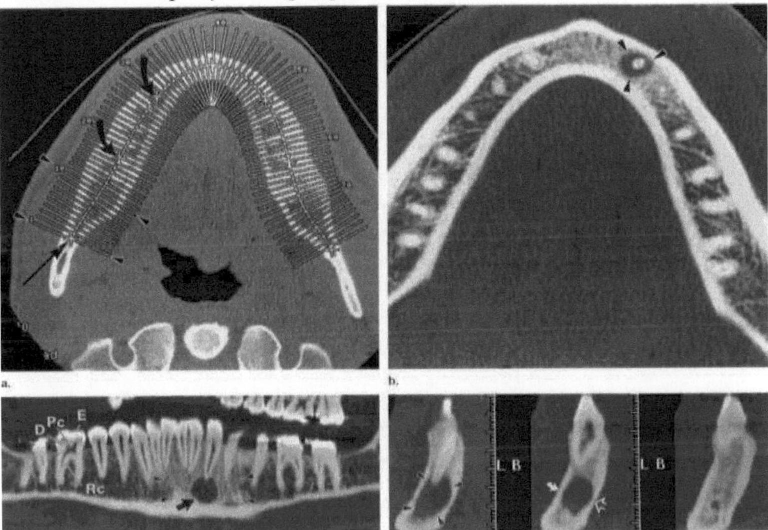

Tomografia computorizada dentária numa mulher de 24 anos com radiolucência periapical no dente canino esquerdo devido a doença endodontal.

(a) A imagem transversal mostra onde o cursor é depositado (setas curvas) para que o programa produza uma linha curva (seta reta) que define a localização para reformatar a imagem panorâmica em c. As linhas numeradas perpendiculares (pontas de seta) definem onde as imagens transversais em d são reformatadas.

(b) A imagem transversal mostra a aparência do alvo devido à raiz opaca no centro da radiolucência (pontas de seta).

(c) As imagens panorâmicas mostram uma área de osteíte de condensação esclerótica (pontas de seta) rodeando uma radiolucência periapical (seta).

A dentina (D), o esmalte denso (E), a câmara pulpar (Pc) e o canal radicular (Rc) estão bem representados.

(d) Os cortes transversais mostram a relação da radiolucência periapical (pontas de seta) com o córtex vestibular (seta sólida) e lingual (seta aberta).[25]

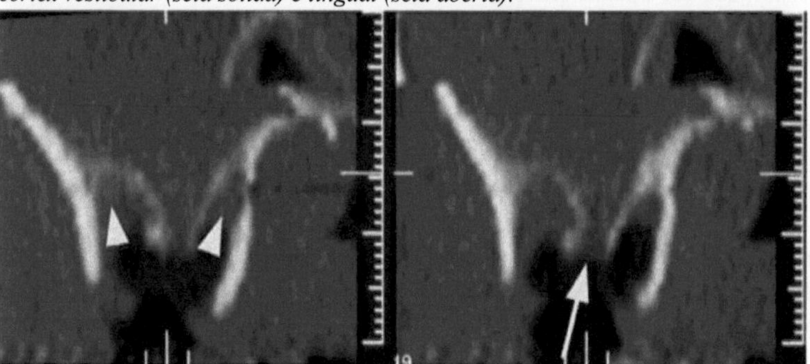

Reconstrução ortorradial da região 17: *alvéolo de extração (pontas de seta) demonstrando uma fístula oro-antral da trifurcação (seta) para o seio maxilar direito com sinusite reactiva*

<u>TUMORES E QUISTOS</u>

A diferenciação de um quisto ou tumor benigno de um tumor maligno pode ser difícil com radiografias convencionais. No entanto, os programas de TC dentária são capazes de mostrar a mandíbula em três planos sem artefactos de estrias e, assim, fornecer informações sobre as margens corticais, a extensão da lesão e o envolvimento das estruturas circundantes. As lesões benignas de crescimento lento expandem frequentemente o osso e afinam o córtex, enquanto as lesões malignas de crescimento rápido, como o carcinoma de células escamosas da cavidade oral, criam normalmente um defeito acentuado no osso, destruindo o córtex sem expansão. Estas alterações são facilmente observadas nas imagens de TC dentária.

<u>**PREVISÃO DA INVASÃO MANDIBULAR NO CARCINOMA DE CÉLULAS ESCAMOSAS DA CAVIDADE ORAL**</u>

A imagiologia Dentascan antes da mandíbula segmentar ou marginal para ablação do carcinoma de células escamosas oral é muito benéfica.

A mandibulectomia marginal, que preserva a continuidade mandibular, está associada a uma menor morbilidade funcional e cosmética e pode proporcionar margens oncológicas satisfatórias se o tumor não tiver invadido a cortical óssea. O conhecimento pré-operatório da invasão óssea é, portanto, fundamental para o planeamento do procedimento adequado.

A reformatação das imagens permite uma inspeção minuciosa dos córtices bucal e lingual e, em teoria, deveria melhorar a especificidade e a sensibilidade em relação às imagens de TC padrão.[12, 26]

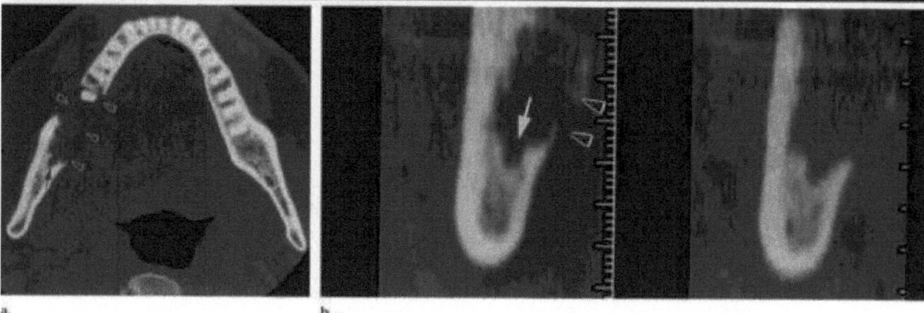

Carcinoma de células escamosas da cavidade oral com invasão da mandíbula.

(a)   A vista transversal mostra a destruição (pontas de setas) da mandíbula e do córtex, sem expansão da mandíbula. Há envolvimento do canal mandibular (seta). Comparar estes achados com os do lado esquerdo normal.

(b)   A tomografia computadorizada dentária em corte transversal mostra novamente a destruição do córtex (pontas de seta) e o envolvimento do aspeto superior do canal mandibular (seta). Os sinais de uma lesão benigna, a expansão óssea e o deslocamento do canal mandibular estão ausentes nesta neoplasia maligna. Estes achados podem ser comparados com os da lesão benigna em.[25]

<u>**TERAPIA ENDODÔNTICA**</u>

Um conhecimento profundo da morfologia do espaço pulpar é essencial para o sucesso da terapia endodôntica. As variações na morfologia do canal radicular devem ser consideradas como uma regra e não como uma exceção.

Bond et al. em 1988[2] relataram um caso de um primeiro molar superior com seis canais. Dois canais com forames separados estavam na raiz mesio-vestibular, dois canais com forames separados estavam na raiz disto-vestibular e dois canais estavam unidos no terço apical da raiz palatina.

O exame radiográfico é um componente essencial na gestão dos problemas endodônticos. Os sistemas de imagiologia avançados, como a TAC e o Dentascan, são essenciais para verificar a anatomia aberrante do canal radicular.[11, 27]

<u>**AVALIAÇÃO DA RAIZ**</u>

As raízes dos dentes estão normalmente sobrepostas nas radiografias intra-orais, particularmente na região dos molares. Como resultado, pode ser difícil determinar se uma raiz está erodida devido a uma lesão ou se o osso na furca, entre as raízes ou ao redor da raiz é anormal. Também é difícil dizer se uma lesão envolve todas as raízes de um dente ou apenas uma e dizer qual a superfície da raiz envolvida. Isto é importante porque permite ao cirurgião dentista determinar o seu plano de tratamento.[51] Nas fracturas radiculares, as fracturas radiculares horizontais, que normalmente ocorrem após um traumatismo, são facilmente diagnosticadas através do exame clínico e de técnicas radiográficas convencionais, enquanto as fracturas radiculares verticais só são visualizadas com película dentária quando a linha de fratura está orientada, pelo menos parcialmente, na direção do feixe de raios X.[24]

ORGANISMOS ESTRANGEIROS

A TC dentária pode ajudar a localizar **corpos estranhos** que podem ser encontrados após ou durante o tratamento dentário, que de outra forma seriam difíceis de detetar com métodos radiológicos convencionais.

A maioria dos instrumentos e materiais dentários são radiopacos, o que ajuda a identificar a origem e a localização exacta. Os materiais normalmente encontrados incluem obturações de raízes ou coroas, guta-percha, instrumentos endodônticos e pinos de raízes. Estes materiais estão normalmente localizados no seio maxilar, no rebordo alveolar ou nos tecidos moles adjacentes. Podem ser uma fonte de infeção crónica e de dor.[24]

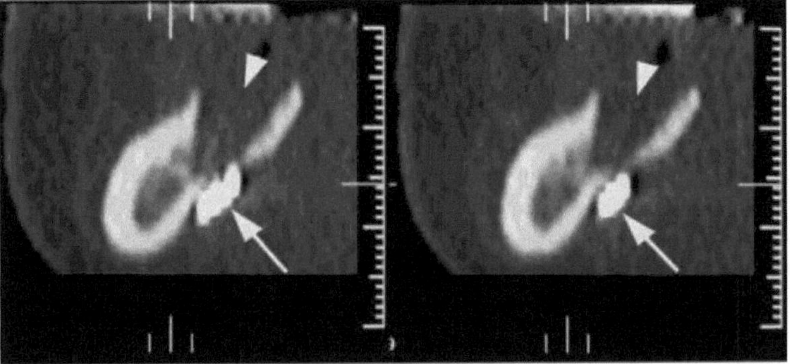

Corpo estranho no tecido mole do lado lingual da mandíbula (setas). A radiografia panorâmica revelou a impressão do corpo estranho localizado dentro do alvéolo de extração visível (pontas de setas).

Os estudos tomográficos computorizados típicos fornecem informações sobre a continuidade das placas corticais, o osso residual na axila e na mandíbula, a localização relativa das estruturas vitais adjacentes e o contorno dos tecidos moles que cobrem as estruturas ósseas.

Estas reformatações são úteis no planeamento de procedimentos de aumento, como uma elevação do seio maxilar, e podem fornecer uma estimativa da densidade interna do osso.

O Dentascan também permite a visualização da morfologia óssea interna em três dimensões, o que ajuda o cirurgião dentista a planear o seu tratamento com precisão.

Na vista em corte transversal, a observação relativa à qualidade e densidade óssea pode ser feita tipicamente por medição direta, se estiverem presentes em tamanho natural.

No planeamento pré-operatório e na modelação pré-operatória de implantes dentários endósseos e implantes subperiosteais, os dentascans fornecem uma imagem tridimensional que ajuda a visualizar a morfologia geral do local do implante pretendido.[28]

Também permite ao cirurgião dentário visualizar as estruturas ósseas no pré-operatório, para que não tenha de tomar decisões no momento da cirurgia, quando o retalho mucoperiosteal já está elevado, para visualizar diretamente as estruturas ósseas.

A Dentascan CT fornece aos cirurgiões informações sobre as estruturas internas que não podem ser obtidas mesmo através da visualização intra-operatória direta.

Também pode ser utilizado para a avaliação de quistos, tumores e fracturas no maxilar.

Na mandíbula, a localização exacta do canal mandibular é crítica& Dentascan ajuda a localizá-lo com precisão.

Para o maxilar, é necessária a localização da base dos seios maxilares, o que Dentascan faz com exatidão.

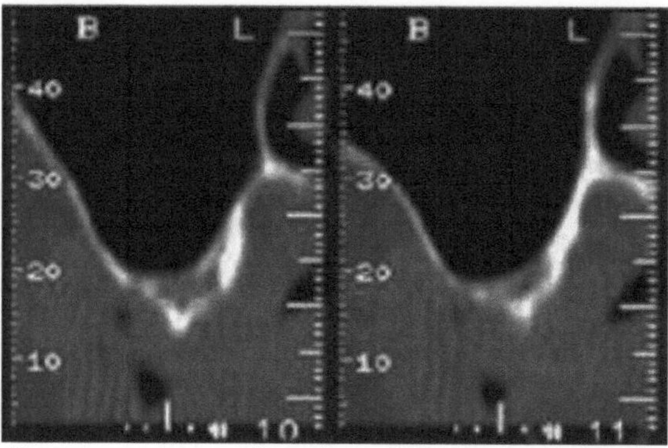

Figura que mostra a altura óssea deficiente (esquerda) e a altura óssea adequada (direita) num dentascan

É importante compreender que a anatomia destes ossos e das estruturas circundantes é única para cada paciente.[14] Isto inclui a altura e largura do osso, a identificação da patologia dos tecidos moles e duros, a localização de estruturas anatómicas como o canal interdentário e a medição das dimensões qualitativas vitais necessárias para a colocação do implante.[14, 29]

A outra vantagem importante da Dentascan em comparação com os métodos clássicos é que a documentação pode ser feita de forma não invasiva e digital sem ressecção da mandíbula. Esta vantagem particular é muito valiosa também em investigações forenses.

O Dentascan é frequentemente efectuado para facilitar a documentação radiológica clássica em cadáveres decompostos, carbonizados e mutilados.

Não há necessidade de técnicas especiais de posicionamento utilizando elásticos para segurar as películas ou substitutos de densidade para o tecido em falta, se as amostras forem maceradas, porque o Dentscan é um método de documentação in situ.

Outra vantagem do processo de documentação é o facto de não haver danos secundários, o que é frequentemente um problema, por exemplo, em corpos carbonizados. Os dados podem ser armazenados diretamente no disco rígido ou num CD. Além disso, é facilmente possível uma transferência através da Internet ou a exportação para um programa moderno de identificação dentária gráfica (por exemplo, WinID) (10). Para além do armazenamento ilimitado de dados, é também possível qualquer reconstrução 2-D/3-D desejada.

O Dentascan permite uma comparação com a informação ante mortem. E finalmente, a informação necessária para a identificação, como o número e disposição dos dentes, cáries e estrutura óssea relativamente ao padrão ósseo trabecular, canais nutritivos, pontos de referência ósseos, seios nasais, etc., e até mesmo as restaurações são visíveis.

A técnica dentascan fornece uma grande quantidade de informações de diagnóstico que são precisas, pormenorizadas e específicas. A TC dentária também permite a identificação de doenças, a determinação da quantidade e qualidade do osso, a identificação de estruturas críticas nas regiões propostas e a determinação da posição e orientação dos implantes dentários.

DESVANTAGENS

Apesar das muitas vantagens, Dentascan tem também algumas desvantagens.

As restaurações metálicas podem causar artefactos de estrias. No entanto, isto pode ser evitado alinhando os maxilares de modo a que os exames axiais adquiridos sejam paralelos ao plano oclusal.[14]

As imagens adquiridas podem não ser de tamanho real e podem necessitar de compensação para ampliação.

A determinação da qualidade do osso requer a utilização do computador/estação de trabalho de imagiologia.

As imagens Dentascan em papel incluem apenas uma gama limitada da escala de cinzentos de diagnóstico do estudo.[30]

A inclinação da cabeça do doente durante o exame é crítica porque todas as imagens transversais são perpendiculares ao plano de imagem axial.

A dosagem elevada de radiação e os custos elevados também contribuem para as limitações acima mencionadas.[14, 31]

COMPARAÇÃO DO DENTASCAN COM OUTROS MEIOS DE DIAGNÓSTICO POR IMAGEM

MODALITIES31,32,33,34,35

Modalidade de imagiologia	Principal de base	Vantagens	Limitações
1.Simplerradiografia com e sem agentes de contraste	As diferenças de absorção dos raios X pelos componentes do corpo quando os raios X irradiados atravessam o corpo são registadas por uma película de raios X ou por outros materiais de registo, como placas de imagem, sob a forma de imagens bidimensionais.	1. O instrumento utilizado é relativamente barato em comparação com a TC, a RMN, a PET e a PET/CT. 2 A resolução espacial das imagens é elevada. 3 As imagens são úteis na deteção de lesões na região orofacial devido à sua radiodensidade.	1 Os doentes são expostos a radiações ionizantes, que provocam alguns riscos para a saúde. 2 As técnicas radiográficas, como a radiologia de intervenção (IVR), podem causar exposições mais elevadas à radiação, o que conduz a vários factores de risco.
2. Tomografia computorizada ou computadorizada (TC)	A imagem de TC reflecte variações na atenuação de feixes de raios X colimados que atravessam o corpo e são detectados por um detetor de cintilação. O tubo de raios X e o detetor estão ligados de forma rígida e são suportados por um pórtico. Um objeto a ser fotografado é examinado pelo rotação gradual do pórtico em torno do corpo. Os dados recolhidos são constituídos por uma série de perfis de atenuação dos raios X nos tecidos. Estes perfis de transmissão de radiação adquiridos pelo sistema	1. Embora a resolução de contraste seja superior à da radiografia convencional, a resolução espacial é inferior. 2 Os exames de TC são atualmente aplicados a uma grande variedade de doenças na região da cabeça e pescoço, cérebro, tórax, ossos, sistema hepatobiliar, pâncreas e sistema geniturinário. 3. Pode ser facilmente aplicado a doentes oncológicos gravemente doentes e a crianças pequenas sem preocupação com artefactos de movimento.	1 As doses de radiação para o doente são relativamente elevadas. 2 O rápido aumento da utilização da TC em todo o mundo tem sido associado a um aumento das doses de exposição da população à radiação para diagnóstico e tem suscitado preocupações no que diz respeito ao risco futuro de cancro.

	detetor de TC são registados em formato digital por um sistema informático. E as imagens das secções do corpo são reconstruídas utilizando algoritmos informáticos.		
3. Magnético Imagem por ressonância (MRI)	A RM tem como caraterística o elevado contraste dos tecidos, o que permite distinguir entre tecidos de densidades semelhantes, como a substância cinzenta e a substância branca do cérebro, bem como entre o cancro e os tecidos normais.	1 A utilização de um meio de contraste paramagnético aumenta o contraste dos tecidos, permitindo uma melhor distinção entre tecidos patológicos e normais. 2) O conteúdo ósseo, com pouca água, não emite sinal e, portanto, não interfere na visualização das estruturas circundadas pelo osso. Isto inclui sítios como o crânio posterior	1. as substâncias ferromagnéticas têm de ser removidas da proximidade dos instrumentos de RMN, o que pode limitar os procedimentos médicos, como a biópsia guiada por imagem, etc. 2. Não é possível examinar doentes que tenham substâncias metálicas no seu corpo. 3. Embora amplamente considerado como sendo mais seguro do que outros
		fossa, medula espinal, etc.	Os efeitos para a saúde das modalidades de diagnóstico por imagem devido à ausência de radiação ionizante, os efeitos da RM de alta intensidade de campo incluem um risco de aquecimento térmico significativo que conduz a queimaduras e à coagulação dos tecidos, podendo conduzir à morte.
4. Ultrassonografia (EUA)	No exame US, são transmitidas ondas sonoras de alta	1) Em geral, os instrumentos de US são menos dispendiosos do	1. O diagnóstico é mais dependente do examinador e, por

	frequência para o corpo humano e a sua reflexão na junção de tecidos de carácter acústico diferente é detectada utilizando a mesma sonda. Através da análise da reflexão das ondas (eco), as estruturas internas e o fluxo sanguíneo podem ser visualizados em imagens de escala de cinzentos.	que outros dispositivos de imagiologia. 2. Devido à pequena dimensão e portabilidade dos dispositivos de digitalização, a US é muito conveniente e pode ser utilizada numa grande variedade de contextos clínicos, incluindo à cabeceira de doentes muito doentes. 3. Uma vez que não é necessário preocupar-se com os efeitos perigosos da radiação ionizante, a regulamentação dos dispositivos de US é muito mais flexível do que a de outras modalidades de diagnóstico por imagem. 4. As imagens são	conseguinte, potencialmente menos objetivo do que outros procedimentos imagiológicos. 2 A resolução espacial não é tão fina como a da TAC. 3. No entanto, a reflexão do US ocorre na fronteira de tecidos com características acústicas diferentes e não depende da espessura da estrutura. 4 A análise quantitativa é difícil em geral e constitui uma das limitações dos EUA.
		e a interpretação da imagem pode ser efectuada em tempo real.	
5. Imagiologia em medicina nuclear, incluindo SPECT (Tomografia computadorizada por emissão de fóton único e PET (Tomografia por emissão de positrões)	A imagiologia em medicina nuclear baseia-se em princípios de marcadores e fornece principalmente imagens de funções, incluindo fisiologia, bioquímica ou metabolismo, através da análise do comportamento dinâmico de moléculas em órgãos e tecidos.	1 A imagiologia em medicina nuclear pode ser útil para o diagnóstico precoce da doença e para a avaliação dos efeitos do tratamento na fase inicial pós-terapêutica. 2. Progressos recentes em o tratamento de imagens, nomeadamente em	1 O custo dos instrumentos utilizados é também relativamente elevado. 2 O custo de cada exame depende também do custo dos medicamentos radiofarmacêuticos utilizados.

		PET, permite a demonstração fácil de imagens de corpo inteiro e a visualização interactiva, o que permite a deteção fácil de metástases de cancro, etc	

<u>**CONCLUSÃO**</u>

O Dentascan CT permite uma análise morfológica detalhada das lesões expansivas dos maxilares, uma localização exacta, uma definição exacta da relação com as estruturas vitais, cavidade nasal, com os seios nasais e elementos dentários, aspectos importantes para um planeamento de tratamento muito adequado.

A precisão do detalhe das estruturas esqueléticas permite avaliar a expansão do córtex, a presença de osteosclerose e a lise reactiva do osso.

A medição da espessura óssea e a avaliação da membrana mucosa dos seios paranasais são fiáveis e necessárias para um bom planeamento cirúrgico

As características anatómicas, bem como a aparência de patologias dentárias frequentes, são descritas com precisão com os seus achados típicos, que o radiologista pode comunicar eficazmente ao clínico que o encaminha.

As radiografias panorâmicas de rotina não são óptimas para este tipo de avaliação precisa. Não são capazes de determinar a largura da mandíbula e têm até 25% de distorção. Assim, a Dentascan é uma ferramenta valiosa para o planeamento pré-operatório, especialmente em implantes imediatos e em áreas críticas como a maxila posterior e a mandíbula posterior.

Em casos difíceis, a Dentascan também está a ser utilizada como ferramenta de diagnóstico no planeamento do tratamento e na identificação de várias questões importantes. Ajuda na avaliação correcta da trajetória óssea para evitar lesões iatrogénicas. Também está a ser utilizado para relacionar a relação entre o dente e o osso e serve para escolher a forma de implante adequada ao osso residual.

Pode concluir-se razoavelmente que o dentascan é um método preciso para a avaliação pré-operatória de implantes, carcinoma de células escamosas, quistos, tumores, doenças inflamatórias, fístula oroantral e quaisquer procedimentos pré-cirúrgicos, proporcionando assim ao doente uma melhor estética e função no pós-operatório, beneficiando, em última análise, a subsistência do doente.

Bibliografia

1.   BhatiaHP, Goel S, SrivastavaB.Denta Scan. J Oral Health Comm Dent. 2012;6(1)25-27.

2.   Chandel S, Agrawal A, Singh N, Singhal A. Dentascan: uma vantagem diagnóstica. Jornal de Ciências e Investigação Dentária. 2013; 4 (1): 13-17.

3.   Gahleitner A, Watzek G, Imhof H. TC dentária: técnica de imagem, anatomia e condições patológicas dos maxilares.Eur Radiol.2003; 13:366-376.

4.   Fiaschetti V, Fanucci E, Rascioni M, Ottria L, Barlattani A, Simonetti G. Lesões expansivas da mandíbula: incidência populacional e papel da CT Dentalscan. Oral & Implantology.2010; 3(3):2-10.

5.   Suvarna PV, Jaju PP, Subramaniam AV, Jain S. Avaliação da densidade de locais pré-implantares pelo software Dentascan. J Int Clin Dent Res Organ. 2010; 2(1): 4-10.

6.   Levato C M, Farman A G, Chenin D L, Scarfe W C. Cone-Beam Computed Tomography: A Clinician's Perspective. Comunicações AEGIS. 2009; 5(5):1- 13.

7.   Plikc H Ij Lu I, Kivancj Akc A, Murat C. C1 Ehreli. A utilização da tomografia computorizada para diagnóstico e planeamento do tratamento em Implantologia. Journal Of Oral Implantology.2002; 28(1):29-36.

8.   Shetty DC, Urs A B, Manchanda A, Sirohi Y.Uma técnica de imagem de densidade auxiliada por contraste de cor para diferenciar entre tecidos duros dentários e relevância.Indian Journal of Dental Research,2011;22(2):266-269.

9.   Hupke R,Ezrielev. Um novo auxiliar de imagiologia: TC dentária. Avanços em TC II. Berlim:Springer Berlin Heidelberg;1992.211-219.

10.   Lee W. Goldman. Princípios da tecnologia de Ct e Ct. Journal of Nuclear Medicine Technology.2007; 35(3):115-128.

11.   Yadav R K, Wadhwani K K, Tikku A P, Chandra A, Hasija M. Utilização de métodos de diagnóstico recentes na localização de canais múltiplos: Uma série de casos de seis canais no primeiro molar superior. Jornal Europeu de Odontologia Geral .2012; 1(3):207- 210.

12.   Orentlicher G, Abboud M. A utilização de imagens tridimensionais na cirurgia dentoalveolar. Comunicações AEGIS. 2011: 32(5):1-4.

13.   Colégio Real de Cirurgiões Dentistas. Scanners de TC dentários. Norma de Prática. Ontário, Canadá; 2011. 1-3.

14.   Bhatia HP, Goel S, Srivastava B.Denta Scan. J Oral Health Comm Dent. 2012; 6(1)25-27.

15.   Dantas J A, Filho A M, Campos PSF. Tomografia computadorizada para implantes dentários: a influência do ângulo do gantry e do posicionamento mandibular na altura e largura óssea. Radiologia Dentomaxilofacial .2005;34:9-15.

16.   Colégio Real de Cirurgiões Dentistas. Scanners de TC dentários. Norma de Prática. Ontário, Canadá; 2011. 3-7.

17.   Shah M A, Shah S S, Dave D. Dentascan - O investimento vale a pena ???. Jornal de Pesquisa Clínica e Diagnóstica. 2013; 7(12): 3039-3043.

18.   Nitin P. Ghonge. Tomografia computorizada no século XXI: Current Status & Future Prospects. JIMSA.2013;26 (1):35-42.

19.   G E Healthcare.http://www.gehealthcare.com.2013.

20.   Orentlicher G, Abboud M. A utilização de imagens tridimensionais na cirurgia dentoalveolar. Comunicações AEGIS. 2011: 32(5):1-4.

21.   Prashant V Suvarna, Prashant P Jaju , Arun V Subramaniam, Sanjay Jain. Avaliação da

densidade dos locais pré-implantares através do software dentascan. J Int Clin Dent Res Organ. 2010;2(1) : 4-10.

22.	Y. Tsuji, T. Muto, J. Kawakami, S. Takeda. Análise tomográfica da posição e do curso do canal mandibular: relevância para a osteotomia sagital do ramo dividido. Int. J. Oral Maxillofac. Surg. 2005; 34: 243-246.

23.	Aggarwal A, Agarwal N, Upadhyay N, Khan M. Dentascan: Um auxílio revolucionário que enriquece a imagiologia oral e maxilofacial.Journal of Dental Sciences and Oral Rehabilitation.2014;5(4):191-195.

24.	Gahleitner A, Hofschneider U, Tepper G, Pretterklieber M, Schick S, Zauza K, Watzek G.; Canais vasculares linguais da mandíbula: Avaliação com TC dentária. Radiologia 2001; 220:186-189.

25.	Abraham J J, Berger S B. Doenças Inflamatórias dos Maxilares: Aparência em tomografias computadorizadas reformatadas.AJR.1998;170:1085-1091.

26.	John M, Guy J,Petruzelli, Lomasney L. Dentascan como um método exato de prever a invasão mandibular em pacientes com carcinoma de células escamosas da cavidade oral.Arch Otolaryngol Head Neck Surg.,2003;129:113-117.

27.	Kumar R, Kaur K, Tikku A P. Utilização de métodos de diagnóstico recentes na localização de canais múltiplos: Uma série de casos de seis canais no primeiro molar superior.European Journal Of General Dentistry .2012; 1(3):207-210.

28.	Bagchi P, Joshi N. Papel da avaliação radiográfica no planeamento do tratamento de implantes dentários: A Review.Journal of Dental & Allied Sciences 2012;1(1):21-25.

29.	Choudhary A, Gupta P, Iqbal A. Imagiologia de implantes dentários: uma ajuda indispensável na medicina dentária multidisplinar.Journal Of Oral Sciences and Oral Rehabilitation.2012;1-5.

30.	Thali M J, Markwalder T,Jackowski C,Sonnenschein M, Dirnhofer R. Imagiologia de TC dentária como ferramenta de rastreio para o perfil dentário: Advantages and Limitations. J Forensic Sci.2006; 51(1):113-119.

31.	Baechler S., MonninP, ArouaA, ValleyJ F, PerrierM, Trueb M, Verdun F R.Exposição em radiologia dentária: Uma comparação entre exames intra-orais, panorâmicos e tomográficos.1-8.

32.	Al-Ekrish A A, Ekram M. Estudo comparativo da exatidão e fiabilidade da tomografia computorizada multidetectores e da tomografia computorizada de feixe cónico na avaliação das dimensões do local do implante dentário. 2011; 40:67-75.

33.	Levato M, Farman A G, Chenin D L, Scarfe W C. Tomografia Computorizada de Feixe Cónico: A Perspetiva de um Clínico.AEGIS Communications. 2009; 5(5)-213.

34.	Belohlovek O.Advantages and disadvantages of PET Compared to ther diagnostic imaging modalities.A guid to clinical PET in Oncology:Improving clinical management of cancer patient.Vienna, Austria: IAEA;2008.18-29.

35.	Jarrit P H,Carson K J,Hansell A R,Visvikis D.The role of PET-CT scanning in Radiotherapy planning.The British Journal of Radiology.2006;79:27-35.

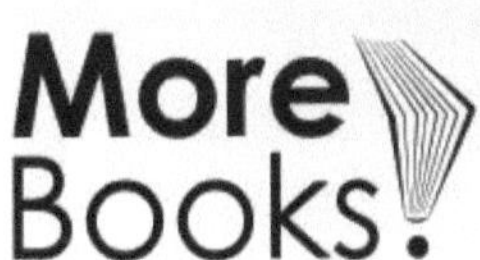

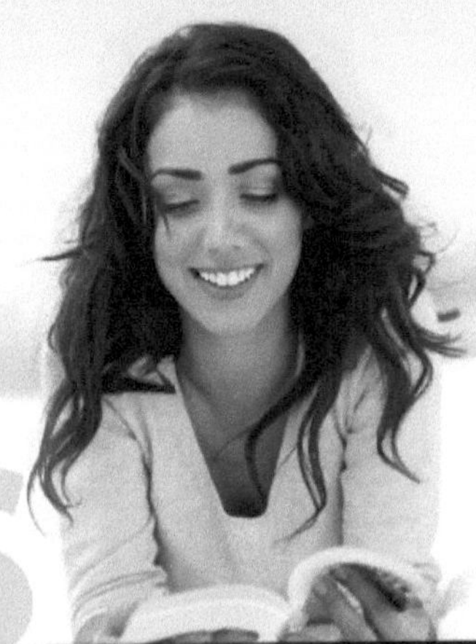

yes
I want morebooks!

Buy your books fast and straightforward online - at one of world's fastest growing online book stores! Environmentally sound due to Print-on-Demand technologies.

Buy your books online at
www.morebooks.shop

Compre os seus livros mais rápido e diretamente na internet, em uma das livrarias on-line com o maior crescimento no mundo! Produção que protege o meio ambiente através das tecnologias de impressão sob demanda.

Compre os seus livros on-line em
www.morebooks.shop

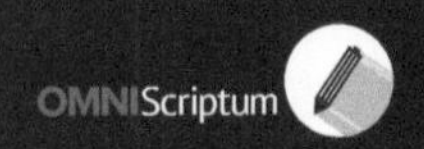

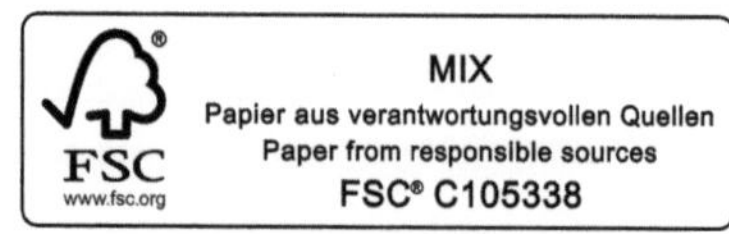

Printed by Books on Demand GmbH, Norderstedt / Germany